emonville

COUP D'ŒIL

SUR LA GÉNÉRATION,

LA CIRCULATION DU SANG, LA RESPIRATION,

ET SUR

LA THÉORIE DES RESSEMBLANCES

DE M. DA GAMA-MACHADO;

Par DEMONVILLE,

De la Société des Sciences Naturelles de France.

PRIX : 60 C. FRANC DE PORT.

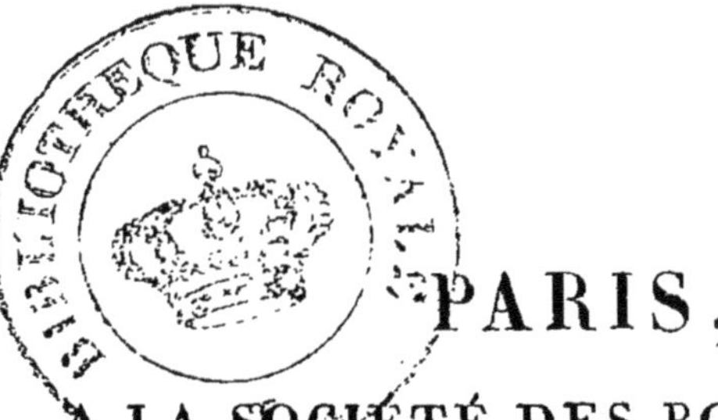

PARIS,

A LA SOCIÉTÉ DES BONS LIVRES,

RUE DES SAINTS-PÈRES, 69;

ET CHEZ L'AUTEUR,

RUE DES GRÉS, 20.

1835.

IMPRIMERIE DE E. J. BAILLY ET Cie,
Place Sorbonne, 2.

AVERTISSEMENT.

Je dois au public quelques explications, quelques excuses pour m'être permis de lui présenter un travail aussi incomplet sous le rapport scientifique. Je n'avais d'abord d'autre dessein que d'ouvrir les yeux aux aveugles partisans des théories matérialistes de Porta et de M. Da Gama-Machado, dont je venais d'avoir connaissance. Une fois lancé dans le champ de la philosophie religieuse, j'aperçus comme malgré moi les déserts de la science qui l'entourent, et pour mieux signaler sa position, il me fallut alors dessiner ses contours. Ainsi, voulant montrer le libre arbitre de l'homme dans un centre neutre intérieur en rapport exact avec ses propres organes et l'intelligence suprême, j'ai cherché à en fournir la preuve en faisant voir le principe de ce centre dans la liqueur génératrice, et se développant ensuite avec le cœur ponr s'y fixer (1); mais bientôt il m'a fallu reconnaître encore la présence du même principe dans les trois élémens primordiaux : *l'eau*, *l'air* et *le sang*.

Peut-être me suis-je laissé entraîner trop loin. Peut-être aussi Dieu l'a-t-il voulu, afin que je pusse dire à une foule de THOMAS réservés pour la régénération sociale qui se prépare : *Voyez et touchez*; maintenant soyez fidèles, et modérez votre zèle; ne croyez pas racheter par ses excès votre ancienne incrédulité : le fanatisme n'est pas dans la foi; il en est l'écueil.

N'aurais-je pas dû d'un autre côté donner plus de développemens à mon système philosophique, au lieu de me contenter d'en poser les bases et de laisser à ceux qui les liront le soin d'en tirer les conséquences? Si je m'étais étendu davantage j'aurais effrayé mes lecteurs, et je me serais enlevé l'espoir de les convaincre.

(1) Il y a long-temps que l'Esprit Saint nous a dit : *Cor contritum et humiliatum, Deus, non despicies.* Pourquoi chercher ailleurs le siége de l'âme? ceci n'est point une figure. Le cerveau est un simple organe, et l'on convient assez généralement que les grandes pensées viennent du cœur.

COUP D'OEIL

SUR LA GÉNÉRATION,

LA CIRCULATION DU SANG, LA RESPIRATION,

ET SUR

LA THÉORIE DES RESSEMBLANCES DE M. DA GAMA-MACHADO.

Créer, c'est jeter de la matière vierge dans le vide, l'espace, comme on voudra l'appeler. Si cette matière *ne possède pas* de vide intérieurement, j'y vois de la matière morte, de la pierre ; *si elle en possède*, c'est de la matière vivante, intelligente, qui procréera, générera son espèce. Car, qu'est-ce que le vide, l'espace, si ce n'est l'intelligence ? La matière sera donc plus ou moins intelligente, suivant qu'elle *possédera* plus ou moins de vide absolu ou d'intelligence. Si la portion de vide contenue dans la matière est minime, elle sera employée à son développement, c'est-à-dire, au jeu des organes, à l'existence physique. Voilà l'instinct animal, la vie végétale. S'il y a surabondance de vide, une portion servira au développement des organes, et le surplus formant réservoir intérieur, se trouvera, d'après les lois d'attraction, en relation, en communication avec le vide infini, l'espace incommensurable, la grande âme des mondes aux ordres de Dieu.

De la capacité du réservoir intérieur de vide dépendra donc dans la chaîne des animaux, depuis l'homme jusqu'au zoophyte, et dans la chaîne des végétaux, depuis le zoophyte jusqu'au corail, dépendra le rang de la matière intelligente : sa relation physique ou morale avec l'intelligence infinie, sa connaissance de Dieu comme dans l'homme ; sa relation physique simple comme dans les végétaux ; sa relation physique composée, comme dans les animaux.

Avant d'aller plus loin, remarquons : 1° que la matière ne tient pas d'elle-même son intelligence ; 2° que cette intelligence de la matière est toujours bornée, finie; 3° que cette intelligence de la matière lui étant accidentelle, temporaire, reste constamment soumise à l'intelligence immatérielle, infinie, éternelle, l'espace incommensurable, ne fût-ce que par la loi d'attraction en raison des masses. Ainsi, tout ce que j'avance ne favorise aucunement le matérialisme que je viens au contraire combattre. Mais le vide se confondant avec le néant, n'assimilerais-je pas par là l'intelligence immatérielle au néant? Ici il y a erreur : le néant n'est pas appréciable à nos sens; et le vide, l'espace, nous pouvons nous en faire une idée, par les formes qu'il donne à toutes choses, et qui le dessinent lui-même. Nous savons parfaitement que le néant est tout ce à quoi l'espace incommensurable n'a pas voulu donner de forme, tout ce qu'on ne parvient pas à trouver dans le vide infini, et nous savons que le même espace qui ne renferme rien présentement, peut plus tard renfermer de nouveaux corps matériels. Le vide, l'espace, n'est donc pas le néant; mais le vide, l'espace, *possède* le néant, s'il est permis de s'exprimer ainsi.

Si la matière ne possède pas de vide intérieurement, ai-je dit, j'y vois de la matière morte, inintelligente : c'est donc le vide enfermé dans la matière qui la rend organique, intelligente ; mais toute matière dans laquelle on parviendrait à renfermer ou à faire le vide, n'en resterait pas moins inorganique, par conséquent inintelligente ; et la machine pneumatique ou une bouteille remplie d'eau, renversée et vidée aux trois quarts, en supposant qu'elles contînssent un vide absolu, ne seraient jamais organiques ni intelligentes. Car autre chose est de *posséder par sa propre nature*, de renfermer dans chacune des molécules de sa substance, ou de retenir temporairement comme dépositaire forcé. Les êtres organiques, si intelligens qu'ils soient, n'ont donc pas le pouvoir de se soumettre l'intelligence. Leur puissance se borne à procréer de nouveaux être intelligens de leur espèce, parce que le mâle dans son union avec la femelle a seulement le moyen de faire le vide, et d'en saturer toutes les molécules d'un extrait de son essence.

Qu'arrive-t-il en effet lors de la génération? L'introduction et le jeu de pompe de la verge dans la matrice y établit le vide, et l'établit pareillement dans le canal de l'urètre. Là s'agglomère, en gouttelettes, le suintement causé par la roideur et l'irritation de la verge, et la liqueur séminale ainsi formée, contenant un vide intérieur, est lancée dans la matrice. Je parle ici dans l'hypothèse le plus généralement admise, la nécessité de la liqueur séminale de l'homme pour la génération ; mais je n'exclus pas pour cela le concours de la liqueur séminale de la femme, ni même la possibilité de la génération sans le concours de la liqueur séminale de l'homme. L'essentiel est que le vide soit produit dans la matrice, et que l'essence humaine élaborée soit dans les testicules de l'homme soit chez la femme, absorbe, emprisonne un point de vide aussitôt que lancée dans la matrice (1). Or, la liqueur de la femme ne l'absorbe pas nécessairement, tandis que celle de l'homme ne peut sortir de la verge que dans sa perfection. Aussi a-t-on cru y remarquer

(1) Les phénomènes de fœtus, d'embryons, vomis par des enfans, recélés dans des parties quelconques du corps, prouvent que la procréation ne tient pas au sexe de la semence, mais à la condition essentielle imposée au produit de la nutrition générale des organes, devenu l'extrait complet de l'essence humaine, de renfermer le vide et d'en être saturé dans toutes ses molécules.

des animalcules que n'a pas montrés celle de la femme.

Du reste ces animaux spermatiques n'existent pas davantage que les milliards d'animalcules qu'à l'aide d'un microscope on s'imagine découvrir, dans l'eau, dans le sang et dans l'air. Ces prétendus animaux sont des bulles de vide toujours en mouvement pour quitter et reprendre l'une après l'autre les différentes molécules de matière dans lesquelles la sagesse divine a voulu les renfermer, suivant cette parole de saint Jean : *Il y en a trois qui rendent témoignage sur la terre, l'eau, l'air et le sang.* Voilà donc trois élémens qui possèdent la vie, l'intelligence : *l'air !* je l'ai démontré, *dans mon Système du Monde* (1), en prouvant sa

(1) *Lettre d'un abonné au rédacteur de l'*ECHO DU MONDE SAVANT, *insérée dans le numéro du* 1er *mai* 1835 :

« Monsieur,

« Puisque, d'après *le Réformateur*, vous nous annoncez ou *le décès* de la fameuse comète de Halley, au moment de nos grands préparatifs de reconnaissance pour l'honneur de sa visite, ou *sa légèreté* qui lui fait manquer à ses promesses les plus solennelles, et l'engage à faire parade de sa belle chevelure dans de nouveaux climats, je ne crois pas hors de propos de vous communi-

décomposition et recomposition instantanée ; *le sang !* je l'expliquerai tout à l'heure ; à l'égard

quer quelques réflexions par lesquelles M. Demonville terminait l'exposition de son Système du Monde, dans une des séances de la Société des Sciences naturelles de France.

« M. Mercier, le spirituel auteur de *l'An* 2440, et de *l'Impossibilité du Système de Copernic*, prétend « que « les astronomes s'imaginent en vain guider la marche « des comètes avec la longue lisière de leurs ellipses. » Ce sont des enfans rétifs qui rompent souvent cette lisière, *s'échappent*, et qu'on peut rarement rattraper malgré les secours perturbateurs de Jupiter, Saturne et Uranus. Mais s'il est prouvé que ces planètes sont de simples réflexions et non des corps matériels, *où ira-t-on chercher des perturbations?* le plus sage est donc de s'en tenir pour les comètes à ce passage de l'Écriture : « Cha- « que étoile se hâte d'aller où le Seigneur l'envoie, et « quand il parle, elles répondent avec tremblement : « Nous voici, *ecce adsumus*. »

« A l'égard des perturbations, M. Demonville les infirme en établissant que les planètes sont de simples réflexions de la terre, du soleil et de la lune, et que, proportionnellement à la distance qu'il assigne à ces trois astres entre eux, les distances des planètes entre elles sont conformes à celles données par les observations astronomiques.

« Quand donc l'Académie des Sciences nous montrera-

de *l'eau*, sa décomposition et recomposition instantanée est en partie prouvée par la pile

t-elle ce que nous devons penser de cette nouvelle théorie? Son silence prolongé, après le défi donné publiquement par l'auteur à M. Arago, dans sa lettre à l'Académie des Sciences du 18 septembre, prête *quelque vraisemblance au Vrai Système du Monde.* Se renfermer dans un retranchement de parallaxes flanqué de canons télescopiques par ouvertures d'angles, paraît peu convenable à la dignité de l'Académie, quand M. Demonville établit par une figure géométrique *inattaquée* une distance de 1500 lieues entre le soleil et la terre, et avance que cette distance de 1500 lieues à l'équateur, et de 1875 lieues pour le 45e degré de latitude, multipliées par 2,250 lieues, et par 8, c'est-à-dire par *le quart de cercle et les 8 secondes,* fausses bases des calculs de parallaxes, donnent la distance copernicienne des 34 millions de lieues; et que, d'une autre part, pour la mesure par ouverture d'angle, on a laissé sans réponse ce passage de sa lettre du 18 septembre à l'Académie :

« Vos instrumens sont justes, en tant que leur action est circonscrite dans le cercle pour lequel ils ont été faits, c'est-à-dire dans un milieu de même densité, dans la couche atmosphérique; mais ils vous trompent du moment où vous voulez étendre leur puissance au-delà : sans penser à la différence de densité qui, enveloppant l'atmosphère, prolonge pour ainsi dire ces instrumens, et leur ajoute un verre concave, sans penser à la diffé-

voltaïque, et M. le colonel Emy, par son ouvrage *Des flots de fond*, y met aussi sur la voie. Elle ne se manifeste pas moins cette intelligence des eaux dans son courroux qui semble vouloir tout envahir, tout anéantir, et dans sa sagesse qui s'arrête au point déterminé. Mais ce témoignage est encore perdu pour l'homme qui n'en veut point rendre gloire à Dieu.

Cherchons maintenant comment se trouve dans le sang ce témoignage qu'il rend à Dieu; cherchons où se trouve dans l'homme ce réservoir d'intelligence, indépendant de l'intelligence particulière de ses organes, ce réservoir d'intelligence en relation constante avec Dieu.

rence de densité qui enveloppe la circonférence de l'astre que vous mesurez, et le couvre d'un verre convexe par rapport à vous. Vos instrumens se trouvent donc dès lors changés, leurs effets modifiés par l'énorme verre biconcave qui existe entre notre atmosphère et la planète inspectée. Donc les règles reconnues pour l'accroissement et le décroissement des diamètres et des distances dans l'atmosphère ne peuvent s'appliquer au-delà; et par conséquent *les observations astronomiques sur les distances et les diamètres des planètes ne peuvent être exactes.*

« J'ai l'honneur d'être, etc. »

Je dois d'abord faire observer qu'une circulation complète du sang ne peut s'accorder avec la pulsation, pour laquelle alors on est forcé de recourir à une contraction du cœur dont on ne voit pas la cause; et qu'il faut être bien peu scrupuleux en physique, pour admettre que le sang du ventricule droit puisse se vider en un clin d'œil dans le ventricule gauche en passant par deux séries différentes de vaisseaux capillaires. Mais la réalité de la pulsation se comprend très bien, si l'on rejette l'hypothèse d'une circulation parfaite, si le sang veineux ne repasse pas dans les artères, s'il y a deux sangs bien distincts qui ne peuvent se mêler, se supplanter alternativement dans leurs canaux; s'il y a deux sangs doués d'une électricité différente, qui viennent se repousser aux capsules pulmonaires et aux autres extrémités capillaires, et sont renvoyés au cœur d'où chacun des deux réafflue dans ses vaisseaux propres, en raison du vide existant pour le jeu des soupapes entre les oreillettes et les ventricules. L'on conçoit en effet que le sang artériel, descendant de la veine pulmonaire dans l'oreillette gauche puisse ouvrir la soupape et qu'il cause alors la pulsation du sang repoussé dans l'aorte, et que le réafflux de ce sang dans le ventricule doive refermer la soupape et causer la pulsation du sang refoulé dans la veine pulmonaire ; et l'on conçoit pareillement que la pulsation du sang veineux ne soit pas appréciable, parce que la soupape du ventricule droit ne se ferme jamais entièrement à cause de la division de l'afflux du sang dans l'oreillette par les deux veines caves. Je ne crois pas nécessaire d'entrer en grande explication sur ces deux afflux arrivant l'un après l'autre. Ils ont pour effet de ne renouveler le sang veineux que par moitié dans tout son cours, et par conséquent de tenir à moitié ouvertes la soupape du ventricule, ainsi que toutes les valvules des veines : le jeu de la soupape et des valvules ayant seulement lieu dans la dernière moitié de l'ouverture.

Ce n'est donc pas dans une contraction du cœur à laquelle on ne sait pas attribuer de cause qu'il faut chercher la pulsation, mais dans les deux vides placés entre les oreillettes et les ventricules et dans l'attraction des deux sangs à leurs extrémités capillaires par l'oxigène et l'azote de l'air, dont le premier agit sur le sang artériel et le second sur le sang veineux. Ainsi, non seulement les deux sangs ne se confondent pas dans le cœur : mais le sang veineux, loin de s'infuser dans les artères, est repoussé du poumon dans les veines par le sang artériel ; et celui-ci, loin de s'infiltrer dans les veines aux autres extrémités capillaires, est repoussé dans les artères par le sang veineux. Que si l'on ne veut pas admettre l'antipathie, la répulsion réciproque des deux sangs, l'action de l'air suffit de reste pour attirer et repousser alternativement les deux sangs des extrémités capillaires au cœur. Car le sang artériel ou suroxigéné sera attiré par l'oxigène et repoussé par l'azote, tandis que le sang veineux ou azotique sera attiré par l'azote et repoussé par l'oxigène.

En effet, comme je l'ai développé *dans mon Système du Monde*, de même que le globe est divisé à l'équateur par les deux gravités contraires de l'hémisphère boréal et de l'hémisphère austral, qui se combinent avec une troisième attraction, celle de l'étoile polaire, ce qui établit une ligne de séparation, un vide absolu ; de même, les deux électricités différentes des sangs veineux et artériel, combinées avec l'attraction de l'air sur chacun d'eux, établissent une ligne de séparation dans le cœur, un vide absolu qui divise chaque sang en deux circulations, ou plutôt le vide placé dans le cœur dès le développement du germe force cette double circulation. Voilà tout le mécanisme de la respiration, de l'existence! Deux points de vide qui en vertu des lois d'attraction peuvent être absorbés à tout moment dans les combinaisons du vide incommensurable, si par une volonté supérieure, toute puissante, ils n'y sont retenus jusqu'au signe de sa haute sagesse, de sa justice.

Mais dira-t-on peut-être, nous sommes certains que les canaux veineux et artériels sont en communication; car si l'on intercepte la trachée et qu'on ouvre une artère, le sang change de couleur, devient veineux; et si l'on fait une injection dans les artères, cette injection pénètre dans les veines. D'abord quelle que soit la répulsion des deux sangs, elle ne peut être supérieure à toute espèce de force étrangère, et il n'est pas étonnant que le liquide injecté qui trouve d'autant plus de résistance qu'il remonte plus haut dans l'artère, ne soit repoussé dans ses branches et ne passe de là dans les veines. En second lieu, il est rationnel que le sang veineux vienne s'emparer de la veine pulmonaire où il ne trouve plus de répulsion par l'abandon qu'en a fait le sang artériel qui n'y est plus attiré par l'oxigène de l'air.

J'ai dit que de la capacité du réservoir intérieur de vide dépendait le rang de la matière intelligente. Par la même raison, de la quantité de vide contenue dans un organe dépend sa suprématie. Si la quantité de vide répandue dans les organes est supérieure à celle du réservoir intérieur, elle les porte à leur plus haute perfection, comme nous le démontre l'instinct animal qui pour les conséquences physiques peut quelquefois l'emporter sur l'âme ; et si l'un de ces organes en contient plus que les autres, proportion gardée, il forme le caractère distinctif de l'animal. Ainsi le tigre et l'agneau seront différenciés par l'organe de la férocité ou de la douceur auxquels l'un et l'autre obéissent aveuglément. C'est là tout ce que peuvent prétendre Porta et M. da Gama Machado : mais nous allons voir que cela n'ôte rien à la dignité de l'homme ni à son libre arbitre.

L'homme comme l'animal a des organes matériels plus ou moins saturés d'intelligence auxquels il peut avoir une prédisposition à obéir. Ainsi j'admettrai, si l'on veut, que tel homme naît avec l'organe du vol, avec celui de la férocité, de la mollesse voluptueuse; mais il n'est pas, comme l'animal, obligé d'y obéir aveuglément, parce que, quelle que soit la quantité d'intelligence dont ces organes surabondent, cette quantité est bien moindre que celle contenue dans le réservoir intérieur, privilége de l'homme, et lui est par conséquent soumise, subordonnée, ne fût-ce qu'en vertu de la loi d'attraction, ainsi que je l'ai dit plus haut. C'est dans ce rapport de surabondance d'instinct d'un organe avec le réservoir intérieur d'intelligence qu'est placé le libre arbitre de l'homme, cette sublime prérogative qui l'élève jusqu'à Dieu, puisqu'elle lui donne le moyen de s'approprier ses attributs, de conquérir des vertus.

En effet, sans cette disposition à tel ou tel vice par les formes physiques, comment l'homme pourrait-il acquérir des mérites. Rien de ce qui est naturel, c'est-à-dire la conséquence forcée de notre nature, ne peut être méritoire, ne peut être vertu. Si, comme saint Vincent de Paul et saint François de Sales, j'ai la bosse de la colère et du vol, c'est par la douceur, l'abnégation personnelle et la charité, que j'aurai rempli ma mission sur la terre, où chaque homme est appelé à conquérir un des attributs de Dieu, en portant une vertu jusqu'à l'héroïsme. Car si la foi sans les œuvres ne sert à rien, il faut bien songer aussi que les œuvres sans la foi ne servent pas davantage. Beau mérite vraiment, que de donner son superflu ou même partager son nécessaire lorsque votre organe de sensibilité est en action, et que vous lui obéissez comme le tigre au besoin du sang! Et cependant admirable munificence de la bonté divine! ce qui n'est pas mérite par soi-même peut devenir méritoire par une simple élévation à Dieu, qui n'a pas voulu que les trésors de ses récompenses pussent seulement être enlevés par des victoires pénibles sur nos passions; mais qui en nous faisant une obligation de la foi, et en nous ordonnant d'y rattacher nos moindres pensées, a ouvert, pour nos actions les plus insignifiantes par elles-mêmes, une source abondante de mérites et de récompenses, a créé une multiplicité de différentes places dans le royaume céleste.

Que si j'ai l'organe de la douceur, ma douceur par elle-même ne sera pas plus méritoire que celle de l'agneau, et pour qu'elle me devienne l'occasion d'une vertu sublime, il faudra que la vue d'une injustice me révolte, m'échauffe, ne me laisse aucun repos, que je ne sois parvenu à la faire réparer. Il faudra que comme Moïse, le plus doux de tous les hommes, j'entre en fureur devant le veau d'or, et que je fasse massacrer tous les idolâtres. A Dieu ne plaise, qu'on se croie jamais autorisé à imiter un pareil exemple ; ce serait du fanatisme : car qui a vu Dieu face à face pour mériter de venger ses injures? Je ne rappelle cette scène biblique que pour ceux des incrédules qui, sans aller jusqu'au blasphême, se complaisent dans leur incrédulité ou cherchent à s'y fortifier par une vaine science, afin de ne pas les laisser dans une trop grande confiance de la bonté de Dieu, et de leur inspirer une juste crainte de la sainte colère de l'Agneau.

Les bosses, les organes des passions dans l'homme lui sont donc accordés comme germes des vertus contraires qu'il ne tient qu'à lui de développer, s'il écoute sa conscience, ce réservoir intérieur qui le maintient en relation avec l'intelligence suprême. Que si ce réservoir intérieur obéit à l'action des organes, il se comble, il se matérialise peu à peu, perd progressivement sa relation spirituelle. L'homme finit alors par descendre au dessous de la brute, n'a plus qu'un instinct désordonné, obéit aveuglément à l'organe prédominant qui s'est soumis toute son intelligence, à cet organe qui devait être l'occasion d'une grande vertu; et à moins d'un miracle de la grâce, il meurt homme de Porta, au lieu de s'endormir enfant et héritier de Dieu.

Toutefois cette nature corrompue contient encore toutes les prérogatives de sa naissance, et les transmet à sa génération, qui croît avec son libre arbitre : malgré ce qu'en disent les philosophes de nos jours qui osent avancer, que l'œuf est toujours semblable à son type créateur chez l'homme comme chez l'animal, et qui soutiennent que le père ou la mère de l'enfant né avec l'organe du vol avait nécessairement cette passion. Cela est démenti par les faits et n'a lieu que pour les différentes classes d'animaux. Ce qui n'empêche pas qu'il y ait par fois déviation de l'intelligence vitale, déviation qui produit les diverses anomalies, comme superfétation d'un organe et paralysie d'un autre.

FIN.

Ouvrages du même Auteur :

VRAI SYSTÈME DU MONDE, 1 vol. in-8° avec planches, 5 fr.

Sphère n° 1, figurant le ciel *visible* et ses étoiles dans le rapport de leur distance vraie de notre globe. L'oscillation de la terre et les révolutions du soleil, de la lune et des trois fausses planètes Vénus, Mars et Mercure, se font manuellement. 60 fr.

Sphère n° 2. Les révolutions du soleil, de la lune et de toutes les planètes autour de la terre se font par un seul mouvement mécanique. 120 fr.

EXPOSÉ des différentes prédictions sur l'avènement du Pontife Saint, couronné par les anges, et du Monarque Fort, *auxilium Dei lilifer*, secours de Dieu, Dieudonné, porteur des lis. 1 fr.

APOCALYPSE (l'), avec des explications nouvelles. 1 vol. in-12. 1 fr.

Le même, suivi de l'Exposé des différentes Prédictions sur l'avènement du Pontife Saint et du Monarque Fort, 1 vol. in-12. 2 fr.

VERTUS, ESPRIT ET GRANDEUR DU BON ROI LOUIS XVI, dédié à Mgr. le duc d'Angoulême. In-12 avec gravures, 3e édit., 2 fr. 50 c.

PSAUMES *Exurgat Deus*, et *Eripe me ;* traduction nouvelle, dans laquelle se trouvent prédites la Naissance et la Mort du Dieu Sauveur, l'institution du Sacrement de l'Eucharistie, et l'hérésie de ceux qui ne croient pas à la présence réelle. in-8. 1 fr.

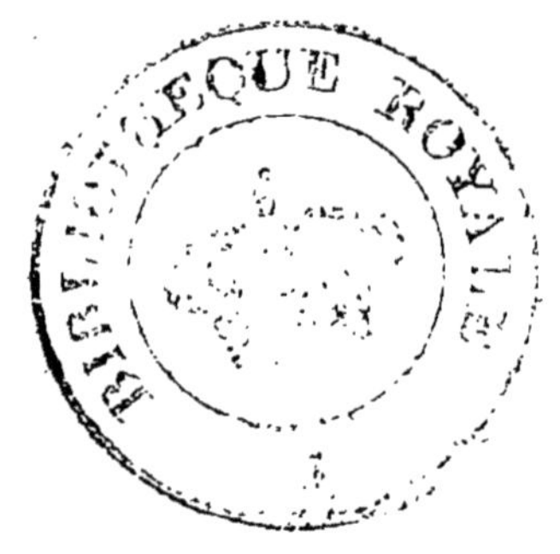
BIBLIOTHEQUE ROYALE

www.ingramcontent.com/pod-product-compliance
Ingram Content Group UK Ltd.
Pitfield, Milton Keynes, MK11 3LW, UK
UKHW021034200726
13857UKWH00004B/1717

9 782012 991262